EAUX TRANSPORTÉES

CAUTERETS

(HAUTES-PYRÉNÉES)

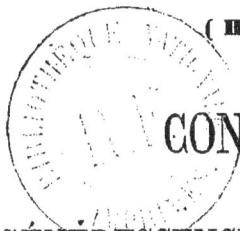

CONSIDÉRATIONS

SUR LA

DÉGÉNÉRESCENCE DES EAUX SULFUREUSES

EN GÉNÉRAL

ET SUR LA

STABILITÉ DE CELLES DE CAUTERETS

EN PARTICULIER

AVEC INDICATIONS THÉRAPEUTIQUES

PAR

LE DOCTEUR E. DE LARBÉS

MÉDECIN CONSULTANT AUX EAUX DE CAUTERETS

ANCIEN MÉDECIN MILITAIRE; — MEMBRE CORRESPONDANT DE LA SOCIÉTÉ MÉDICALE D'ÉMULATION DE PARIS
— DE LA SOCIÉTÉ DE MÉDECINE, DE CHIRURGIE ET DE PHARMACIE DE TOULOUSE, —
ET MEMBRE DE L'ASSOCIATION MÉDICALE DE CAUTERETS

AGEN

IMPRIMERIE DE PROSPER NOUBEL

1873

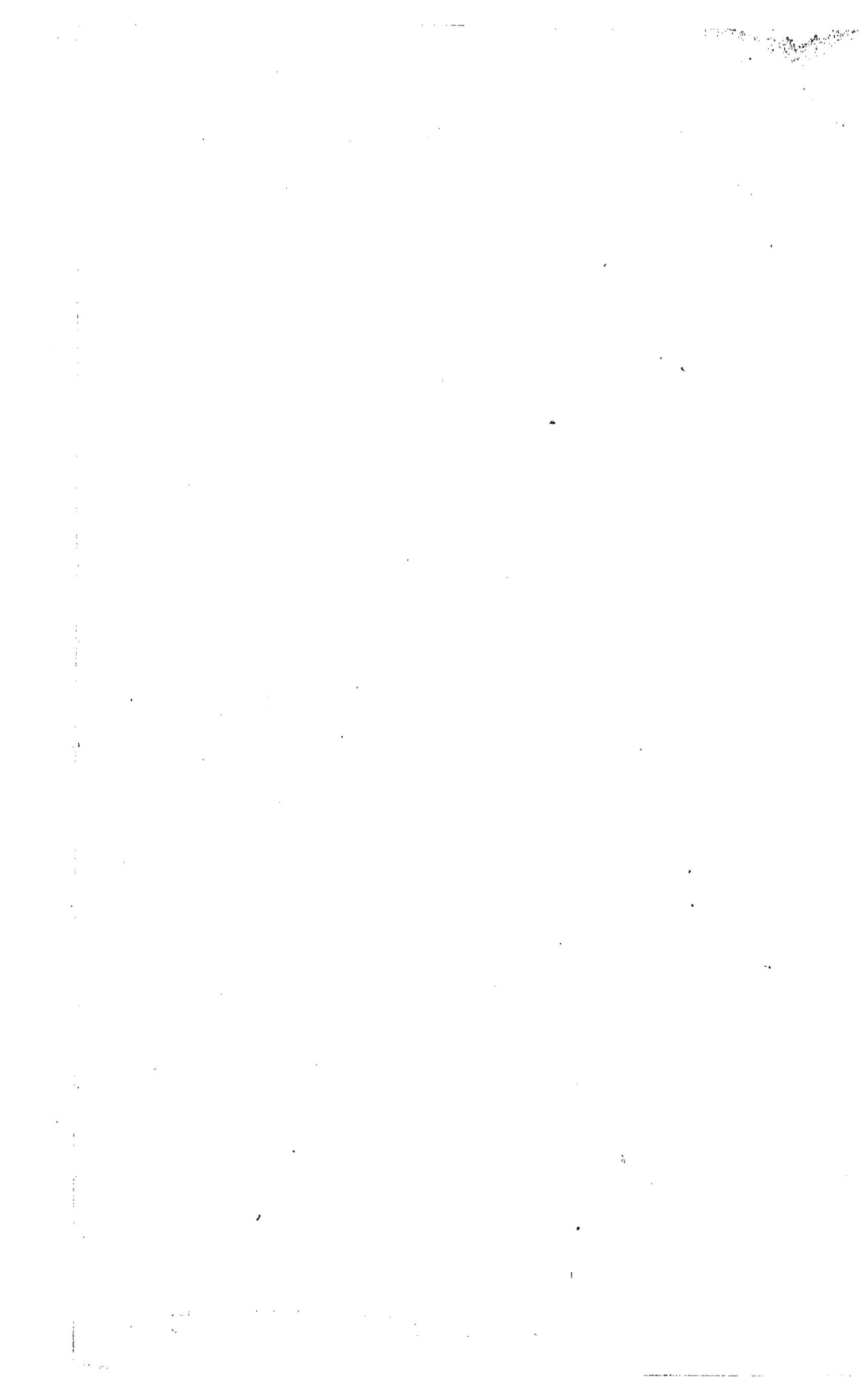

CAUTERETS.

CONSIDÉRATIONS

SUR

LA DÉGÉNÉRESCENCE DES EAUX SULFUREUSES EN GÉNÉRAL,

ET SUR

LA STARILITÉ DE CELLES DE CAUTERETS EN PARTICULIER

AVEC INDICATIONS THÉRAPEUTIQUES.

Il ne saurait y avoir aujourd'hui le moindre doute sur la marche croissante de l'exportation des Eaux minérales.

Depuis quelques années principalement, cette branche d'industrie a pris, il faut en convenir, une extension surprenante. Tout d'abord, on serait tenté de croire que la cause de ce développement doit être attribuée aux facilités plus grandes des transports, mais sachons le reconnaître, c'est le progrès de toutes les sciences, et particulièrement des sciences naturelles telles que la physique et la chimie, qui peut en revendiquer la plus large et la plus noble part. Grâce aux moyens analytiques dont le perfectionnement transforme chaque jour les procédés; grâce au concours de toutes les sciences plus ou moins connexes, et à la faveur surtout des études sérieuses que les malheurs de la Patrie font mettre plus que jamais à l'ordre du jour, la France entre dans la voie la plus digne et la plus sûre pour reconquérir la prépondérance qu'elle avait acquise dans le monde entier. C'est sur le travail et sur de saines méditations que nous devons fonder toutes nos espérances. Travaillons donc à la recherche des vérités de notre art, et soyons plein de confiance dans le progrès croissant des sciences utiles à l'humanité et à la civilisation.

Si jusque dans ces derniers temps la fréquentation des villes d'Eaux était le privilège des gens favorisés de la fortune, il faut avouer que leur accès est aujourd'hui singulièrement facilité par les nouveaux moyens de communication. Cependant, on ne peut se dissimuler qu'il est des situations précaires qui seront à jamais privées de leurs bienfaits. On est même forcé d'admettre que, malgré l'aisance de la position, il est des malheureux que les infirmités empêcheront pour toujours de se rendre à la station capable de les soulager ou de les guérir. C'est pour ces situations critiques que les Eaux Minérales Transportées sont appelées à rendre les plus grands services, c'est pour parer à l'infortune sous toutes ses formes, que les hommes d'intelligence doivent réunir tous leurs efforts, afin de vulgariser et de répandre les précieuses ressources des Eaux Thermales que la Nature n'a pas mises à la portée de tous.

L'Exportation des Eaux Minérales de Cauterets a pris depuis quelques années une extension considérable. Tandis que les Expéditions, il y a 6 ans, ne s'élevaient qu'à 16 ou 20 mille litres, on a atteint cette année le chiffre énorme de cent mille litres ! A quoi tient un pareil résultat, si ce n'est à la conservation des principes minéralisateurs qu'elles renferment ? En serait-il de même si ceux qui en font usage en pays éloignés n'en avaient point retiré les effets annoncés? Qui fait en définitive la réputation d'une station thermale ? Ce sont les malades et non les médecins. Et combien, ajouterons-nous, eût été plus salutaire encore l'usage des Eaux Thermales, si le traitement avait été suivi à la station même, au milieu d'un ensemble de conditions incontestablement favorables à la médication !

Notre intention n'est pas d'entrer ici dans les détails des propriétés curatives des Eaux Minérales Sulfureuses; nous renvoyons le lecteur, sous ce rapport à notre Traité sur Cauterets, nous voulons seulement exposer, dans cet opuscule, la constitution chimique des Eaux de cette station au point de vue d'une exportation lointaine, apprécier comment elles se comportent sous l'action de l'air, de la lumière et de l'embouteillage ; et, par suite, faire ressortir la fixité des éléments minéralisateurs qui les constituent et les distinguent des autres sources des Pyrénées.

Nous allons donc entrer successivement dans les développements que comporte une question si grave et si intéressante à la fois pour la santé publique ; si nous ne parvenons pas à la dégager de toute obscurité, que les divergences des savants les plus autorisés en cette matière et les secrets impénétrables, hâtons-nous d'ajouter, que la nature se réserve dans l'accomplissement de ses actes, soient pour l'imperfection de notre œuvre une excuse suffisante. Nous décrirons en second lieu le mode d'embouteillage pratiqué pour les Expéditions par la Compagnie fermière. Enfin nous terminerons par un exposé sommaire des affections auxquelles sont applicables les trois principales sources de Cauterets que l'on exploite comme Eaux Minérales Transportées.

PREMIÈRE PARTIE.

DES EAUX SULFUREUSES THERMALES DÉGÉNÉRÉES.

Le transport des Eaux minérales froides remonte à une époque très reculée de nous, tandis que celui des Eaux thermales ne s'opère d'une manière active que depuis quelques années.

Jusqu'à une époque assez récente en effet, les chimistes avaient cru que les Eaux minérales froides, bi-carbonatées sodiques et ferrugineuses mixtes, supportaient mieux le transport que les Eaux sulfureuses chaudes. On attribuait le privilége de la conservation des premières à l'acide carbonique qu'elles tenaient en dissolution, tandis que les Eaux thermales étaient suspectées de dégénérescence ou d'altération à mesure qu'elles perdaient leur calorique naturel. Les expériences de ces derniers temps, faites par MM. Filhol, François et O. Henry, ont démontré que, contrairement à l'opinion accréditée jusqu'alors, les Eaux sulfureuses thermales sont susceptibles de conserver, plus ou moins suivant les sources, leurs principes sulfureux, quand on a pris la précaution de les préserver du contact de l'air au sortir du griffon. Nous allons donc rendre compte des changements déterminés par l'action de l'air atmosphérique, en exposant les opinions et les divers genres d'analyse pratiqués à ce sujet; et, de cette appréciation raisonnée et comparée avec les faits acquis, nous essaierons de donner à ces phénomènes naturels une interprétation en accord avec les grandes lois sanctionnées par l'expérience.

Section Ire.

On entend généralement par Dégénérescence d'une Eau minérale l'altération de ses principes minéralisateurs au sortir de sa source. Nous disons au sortir de sa source, quoique fréquemment l'Eau minérale, bien avant son émergence du sol, soit altérée par l'air ou quelque filet d'eau hétérogène. Il est facile d'après cela de concevoir que rigoureusement peu de sources arrivent à la surface du sol avec leurs qualités premières. Les Eaux sulfurées sodiques, en effet, prenant leur origine dans les terrains primitifs, c'est à la nature de ces terrains et probablement aussi à leur thermalité, qu'elles puisent leur élément sulfureux et leur calorique naturel. Dès lors, n'est-il pas rationnel d'admettre que, de ces régions souterraines au lieu d'émergence des sources, les Eaux minérales doivent perdre, dans un parcours plus ou moins long et à travers des couches terrestres de composition très variable, une partie de leur calorique et de leur principe natifs ? De là, sans doute, une infinité de nuances de composition, qui expliquent les dissidences des chimistes à leur sujet, et partant le discrédit qui s'attache à leurs effets thérapeutiques par la diversité de leur action.

Bayeu vit le premier que l'air atmosphérique agissait sur les Eaux de Luchon et d'Ax, en augmentant la matière organique, et y déterminait une couleur lactescente. Anglada vint après lui donner plus de précision au changement subi par les Eaux minérales sulfureuses, et démontra que c'était l'oxygène de l'air, qui, en se combinant avec l'hydrogène de de l'acide sulfhydrique existant ou produit sous son influence, donnait lieu à la dégénérescence constatée dans les sources d'Eaux sulfureuses.

Dans cette première hypothèse on peut formuler ainsi qu'il suit les changements qui s'opèrent :

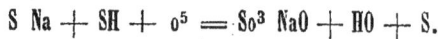

$$S\ Na + SH + o^5 = So^3\ NaO + HO + S.$$

D'après cette équation on voit, en effet, que l'oxygène de l'air oxyde le sulfure alcalin, forme avec le soufre de l'acide sulfurique et avec le sodium une base qui se combine au même instant avec cet acide pour former un sel ; tandis qu'une autre partie d'oxygène s'unit à l'hydrogène de l'acide sulfhydrique décomposé, et dont le soufre mis à nu se répand dans la masse liquide en la blanchissant.

M. Filhol n'admet pas la seule action de l'air ou de son oxygène pour la décomposition des sulfures alcalins dans les Eaux minérales des Pyrénées. (Dict. des Eaux minér., p. 526.) Il fait intervenir la silice à l'état libre, qui, décomposant le sulfure alcalin, donne lieu à un silicate et à de l'acide sulfhydrique. Or, ce dernier se décomposant lui-même au contact de l'air, vient former de l'eau avec son hydrogène et un dépôt de soufre divisé dans le liquide.

Dans cette seconde hypothèse, propre à M. Filhol, les réactions peuvent se formuler de la manière suivante :

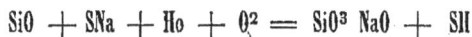

$$SiO + SNa + Ho + O^2 = SiO^3\ NaO + SH$$

L'oxygène de l'air aurait pour effet de transformer la silice en acide silicique, et d'oxygéner le sodium du sulfure alcalin pour former un silicate de soude, laissant l'hydrogène en présence du soufre, ce qui donne lieu à de l'acide sulfhydrique. Or, l'acide sulfhydrique, au contact de l'air, subit à son tour, comme dans la première hypothèse, une décomposition dans ses éléments ; son hydrogène se combine à l'oxygène, toujours en présence pour former de l'eau, et abandonne successivement les équivalents du soufre à l'état de division extrême, d'après l'équation suivante : $SH + O = HO + S$.

Ainsi dans ces deux manières de voir, on constate toujours une décomposition par l'oxygène de l'air, soit directement sur l'acide sulfhydrique, soit indirectement sur ce même acide, résultant de la transformation de la silice en acide silicique.

M. Fontan reconnaît, comme Anglada, l'action énergique de l'oxygène de l'air sur le principe sulfureux. Mais, selon ce chimiste, le principe sulfuré existerait déjà dans les Eaux à l'état de sulfhydrate de sulfure, en dissolution très étendue. Sous l'influence de l'oxygène de l'air, il y aurait production immédiate d'hyposulfite de soude, et en même temps combinaison de l'acide carbonique de l'air pour saturer la soude produite, et mettre en liberté l'acide sulfhydrique, reconnaissable à son odeur propre, car le sulhfydrate est inodore; enfin, du soufre mis à nu; d'après l'équation suivante :

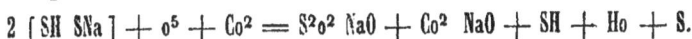

$$2 [SH\ SNa] + o^5 + Co^2 = S^2o^2\ NaO + Co^2\ NaO + SH + Ho + S.$$

Les termes de cette formule montrent que la dégénérescence dans les Eaux sulfureuses peut s'opérer encore indirectement par l'action de l'acide carbonique et par l'isolement de l'acide sulfhydrique tout formé, mais séparé d'un sulfure jouant avec lui le rôle de base d'un sel amphide.

Notre distingué professeur, M. Poggiale, membre du Conseil de santé des armées, a émis une opinion nouvelle sur le mode d'altération des Eaux sulfureuses sodiques. Ainsi que M. Fontan, il fait intervenir, comme causes premières, l'action de l'oxygène et celle de l'acide carbonique de l'air. Ces gaz saturent la soude, dit-il; l'acide silicique des silicates alcalins est mis en liberté pour réagir sur le sulfure de sodium. Comme dans la théorie de M. Filhol, l'acide silicique transforme le soufre en présence de l'hydrogène de l'eau en acide sulfhydrique, d'où l'équation suivante :

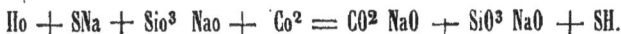

$$Ho + SNa + Sio^3\ Nao + Co^2 = CO^2\ NaO + SiO^3\ NaO + SH.$$

L'acide sulfhydrique qui résulte de ces actions réciproques est à son tour décomposé à l'air, dont l'oxygène se combine avec l'hydrogène de l'acide, et amène la précipitation du soufre.

Nous signalerons enfin les hypothèses de MM. Aubergier et Bertrand, qui attribuent la dégénérescence des Eaux sulfureuses, le premier, à l'action de l'oxygène sur le protosulfure, produisant l'acide sulfureux et l'acide sulfhydrique, a subsidiairement un hyposulfite et un dépôt de soufre; le second suppose que le monosulfure est converti en hyposulfite, sulfite, eau et soufre.

Telles sont en résumé les altérations que les chimistes ont cherché à expliquer jusqu'à ce jour relativement aux Eaux sulfureuses dégénérées,

sans qu'on puisse affirmer qu'un de ces changements ait lieu à l'exclu-
sion des autres. Il résulterait des réactions invoquées à l'appui, et que
nous avons taché de traduire en formules, que toutes les Eaux sulfureuses seraient susceptibles de blanchir au contact de l'air : cependant
il n'en est pas ainsi, Cauterets et Baréges en sont une preuve incontestable ; nous allons essayer de mettre en lumière les raisons sérieuses
de cette intégrité.

A. — En premier lieu, nous devons tenir compte de la loi de composition des sulfures établie par Orfila et Berzelius, loi qui assimile le
rôle du soufre à celui de l'oxygène dans les oxydes. « L'expérience prouve,
ainsi s'exprime le premier de ces deux chimistes éminents, que tous les
oxydes métalliques donnent, quand on les traite par l'acide sulfhydrique,
un sulfure et de l'eau : il résulte de ce fait, que la quantité de soufre des
sulfures métalliques est proportionnelle à la quantité d'oxygène que contiennent les oxides; ou, suivant Berzelius, on ne peut former tout au plus
autant de sulfures qu'ils peuvent donner d'oxydes. » D'après ce principe,
le sodium ne pouvant subir un degré élevé d'oxydation, le sesqui-oxyde
abandonnant déjà facilement une partie de son oxygène aux corps simples
non métalliques, on conçoit dès lors que le soufre devra, d'après la loi
sus-énoncée, présenter un degré de sulfuration également limité, et pro-
portionnel à l'oxydation du même métal. D'où il suit que plus la quantité
de sulfure alcalin sera considérable, celle de l'oxygène restant la même,
plus on aura de sulfure en excès par suite d'une combustion incomplète.
Or, à Luchon par exemple, le principe sulfureux est trois fois plus considérable qu'à Cauterets ; n'est-il pas naturel de voir en conséquence dans
la première station se produire des dépôts de soufre et par suite une coloration de l'eau minérale, indépendamment de conditions moins favorables
d'exploitation et d'utilisation ?

B. — Recherchons, d'autre part, si la dégénérescence des Eaux minérales ne dépend pas aussi de la nature et des proportions relatives de
certains sels qui entrent dans leur composition :

Si nous comparons, en effet, la constitution chimique des principales
sources sulfureuses de la chaîne des Pyrénées, nous remarquons que
celles qui s'altèrent le moins au contact de l'air, sont en général les plus
alcalines.

Le tableau suivant indique par ordre la richesse en silicate alcalin et en
sels alcalisés des principales stations :

Cauterets...............	Hautes-Pyrénées.
Barèges.............	id.
Amélie.............	Pyrénées-Orientales.
Ax.................	Ariège.
Luchon..............	Haute-Garonne.
Eaux-bonnes.........	Basses-Pyrénées.
Olette...............	Pyrénées-Orientales.
Le Vernet...........	id.
Molitg.............	id.
Saint-Sauveur.......	Hautes-Pyrénées.

C'est d'après une moyenne approximative dans chaque station de sulfuration et d'alcalinité que nous avons établi cette classification. On voit
donc que Cauterets et Barèges, dont les eaux minérales sont notoirement
le moins décomposées par l'air atmosphérique, figurent précisément au
premier rang pour l'alcalinité. Devons-nous considérer ce fait comme
une simple coïncidence, ou faut-il attribuer à une grande alcalinité tout
le bénéfice de la conservation du principe sulfureux ? Nous ne le pensons
pas absolument ; mais nous sommes autorisé, d'après les résultats men-
tionnés, à prendre en sérieuse considération, pour la stabilité des eaux,
la présence de sels alcalins, et principalement le silicate de soude. D'après
les auteurs du Dictionnaire des Eaux minérales, t. I, p. 526, le phéno-
mène de la lactescence est entièrement indépendant de la proportion de
sulfure de sodium. Ils semblent attribuer le privilége de cette altération
à la présence de la silice ; voilà pourquoi ils supposent que les eaux sulfureuses d'Ax et de Luchon blanchissent promptement à l'air. Nous ne
saurions accepter cette opinion d'une manière absolue, car, s'il en était
ainsi, nous ne comprendrions pas pourquoi l'eau de la Raillière et celle
du Bois, à Cauterets, ne blanchiraient pas également, renfermant, la première, 0,0316, et la seconde, 0,2083 de silice libre. Or, on n'ignore pas
que ces eaux sont claires, limpides et exemptes de toute coloration. Mais
il faut dire aussi qu'elles contiennent, la Raillière, 0,0582, et le Bois,
0,0562 de sels à réaction alcaline, tandis que Luchon et Ax n'en présentent que 0,0232 et 0,0201. Ne sommes-nous pas autorisé dès lors à supposer que la conservation ou la fixité du principe sulfureux d'une eau
minérale est dans une certaine limite assez étroitement liée à la quantité
de son principe alcalin ?

Si notre conclusion n'est pas entièrement conforme à la vérité, nous
croyons du moins qu'elle a en sa faveur les raisons d'une grande proba-
bilité.

*

C. — De l'opinion généralement admise aujourd'hui et avancée par les auteurs du Dictionnaire des Eaux minérales, il résulte que les silicates ne peuvent se rencontrer que dans les sources qui n'entraînent pas avec elles de gaz acide carbonique, sulfhydrique et de bicarbonates. « Toutes les fois (y est-il dit, t. II, p. 767) que les silicates solubles sont en présence de ces gaz, des bicarbonates alcalins et d'une grande quantité d'eau, ils se décomposent en acide silicique qui se dissout, et il se forme des carbonates neutres, puis des bicarbonates, ou bien des sulfures si c'est l'acide sulfhydrique qui domine. » Or, Cauterets se distingue des sources analogues par une plus grande proportion de silicates alcalins, et de plus par l'absence de gaz acide carbonique, sulfhydrique et bicarbonates susénoncés. Nous sommes encore forcé de reconnaître que la constitution chimique des Eaux de Cauterets est par suite très favorable à la stabilité du principe sulfureux, puisqu'elle n'offre à constater aucun des éléments de décomposition qui altèrent généralement les autres sources sulfureuses.

Enfin, si nous visitons chacun des établissements thermaux de Cauterets, nous sommes frappés de l'odeur sulfureuse à peine appréciable dans les vestibules, et même dans les cabinets des bains. De plus, nous ne constatons dans les cuvettes et baignoires, ni sur les divers appareils balnéaires, aucune trace de dépôt de soufre, comme on le remarque ordinairement dans les eaux sulfureuses à constitution différente.

La diversité des opinions que nous venons d'exposer sur l'origine de la dégénérescence des Eaux minérales sulfureuses, tient évidemment, non seulement à la nature des éléments qui les constituent, mais encore au mode d'aggrégation des principes se modifiant à chaque instant par des causes multiples. C'est ce qui rend compte également des résultats dissemblables fournis par une même source à deux moments différents.

Quoiqu'il en soit, l'altération dans les Eaux sulfurées thermales s'accuse en général par la désulfuration, c'est-à-dire par la perte plus ou moins complète et rapide du sulfure de sodium ; ce changement a lieu sous l'influence de l'oxygène de l'air ou d'un mélange avec une eau hétérogène.

La sulfuration modérée d'une Eau minérale est une condition favorable à la conservation de son principe, toutes choses égales d'ailleurs, parce que la quantité d'oxygène suffit à la combustion des éléments du sulfure ; mais si le sulfure alcalin se trouve en forte proportion, au point de ne subir qu'une combustion incomplète, la portion du sulfure non oxygéné se désagrège, et le soufre est mis en liberté, à moins que certains principes en présence ne préviennent cette décomposition par leurs propriétés spéciales en donnant lieu à des hyposulfites, sulfites ou sulfates qui se dissolvent dans la masse de l'eau sans la troubler.

La précipitation du soufre ayant lieu, le liquide se trouble et verdit. Si l'action de l'air continue, l'excès du soufre progressant, le monosulfure finit par passer à l'état de polysulfure, qui change la couleur de l'eau en jaune ; mais comme ces transformations se font lentement dans les eaux à sulfuration légère, la teinte jaune verdâtre qui en résulte est très peu sensible. En définitive, il [est donc probable que la décomposition s'opère avec d'autant plus de facilité que la quantité relative de sulfure est plus considérable, que la proportion des silicats alcalins est plus accentuée, et que la température de l'eau est supérieure à celle de l'air ambiant. Comment pourrait-on s'étonner d'ailleurs des appréciations variées des chimistes sur le point de départ de l'altération d'un liquide, qui a dans chaque source en particulier, qu'on me passe cette comparaison, sa constitution, son tempérament, c'est-à-dire une affinité propre mais changeante, par cela même qu'elle est continuellement sous des influences diverses? Connait-on actuellement la nature de tous les éléments renfermés dans une Eau minérale ? Il n'est personne qui ait encore eu la prétention d'avoir une connaissance parfaite, dans toute l'acception du mot, d'un liquide formé d'éléments si hétérogènes. Si dans l'état actuel de la science il est possible d'acquérir une idée exacte sur un grand nombre de principes, il faut convenir que nous avons de bien faibles notions sur quelques-uns d'entre eux. Que conclure par exemple de ces myriades d'animalcules (vers nématoïdes infusoires) et de végétaux (algues conferves), si bien constatés dans toutes les sources d'Eaux minérales, que certains chimistes et naturalistes n'ont pas craint de les qualifier d'Eaux vivantes? Qui oserait se prononcer sur une identité de composition permanente de ces liquides complexes, et affirmer un équilibre constant entre ces divers éléments organiques et inorganiques, éprouvant à chaque instant dans leur cours souterrain des influences sans nombre ?

A part l'action de contact des corps de nature si diverse constituant les conduits des Eaux minérales dans le sein de la terre, que faut-il penser des effets du fluide électrique, qui s'exerce sur elles indubitablement comme sur tous les corps de la nature ? Certes on ne peut aujourd'hui révoquer en doute l'existence de cet agent et son action universelle. C'est un fait indéniable, qui défie par conséquent les sceptiques et les incrédules. Or, comparons l'intensité d'action d'une source d'électricité produite par un de nos appareils de cabinet, avec celle qui résulte des masses colossales de minerais que la terre recèle dans sa couche superficielle, et qui constituent autant de piles immenses toujours en activité, et quelle activité ! N'est-il pas permis d'attribuer à des causes et à des appareils si puissants des effets électro-chimiques correspondants, capables de modifier, lentement si l'on veut, mais constamment, tous les corps de la nature soumis à leurs influences ? Nous nous bornerons à ces quelques réflexions pour justifier l'instabilité chimique, dans une certaine limite toutefois, de ces aggrégats singuliers que la nature présente à nos investigations, mais dont l'altération les range encore, au grand bénéfice de l'humanité, dans une série de liquides des plus utiles et des plus salutaires.

Nous allons passer au second ordre de preuves expérimentales, ainsi que nous l'avons annoncé au commencement de ce chapitre.

Section II

Les Eaux minérales supportent le transport à distance avec d'autant moins d'altération qu'elles sont plus froides. On peut citer en première ligne les Eaux *Bi-carbonatées sodiques*, les *ferrugineuses*, et celles qu'on désigne sous le nom de *mixtes*, parce qu'elles participent de la nature des unes et des autres. Les Eaux *sulfatées*, par la nature des sels qui les minéralisent, sont aussi facilement transportables, mais avec moins de garanties, toutes choses égales d'ailleurs, que les précédentes. Les *sulfurées sodiques et calciques* offrent encore généralement moins de chances de conservation, bien que minéralisées par les mêmes principes (sulfure de sodium et de calcium, acide sulfhydrique), parce qu'elles ne sont pas stables au même degré, qu'elles ont une température élevée, et qu'elles exigent des soins très minutieux à l'embouteillage. Enfin, d'après la nature des principes qui constituent les *chlorurées*, on est porté à supposer que cette classe d'Eaux minérales, avec les sulfatées, peuvent supporter le transport sans déperdition sensible de leurs éléments minéralisateurs.

Bien que les sulfurées sodiques thermales, dont nous nous occupons principalement dans ce travail, ne semblent pas, d'après ce qui vient d'être dit, se prêter favorablement à l'exportation, nous allons néanmoins exposer les changements qu'elles peuvent subir dans cette circonstance, et faire ressortir le degré de fixité qui les caractérise.

Nous invoquerons à ce propos les preuves expérimentales tirées :

1° de l'exposition des Eaux minérales aux rayons lumineux et solaires;
2° De l'embouteillage et de l'exportation ;— 3° De la pulvérisation.

I. — Il a été bien constaté en 1863 par M. Lefort, que les Eaux sulfureuses sodiques en général, et par conséquent celle de Cauterets, conservées et exportées dans les bouteilles de verre vert, ne subissaient aucune décomposition appréciable de la part des rayons lumineux et solaires; [1] exemple :

Degré sulfhydrométrique par litre.

Eau de César pendant 10 jours :

Exposée à l'ombre.................... 4, 8
— à la lumière et au soleil........ 4, 8

Il n'en serait pas de même si ces eaux contenaient de l'acide sulfhydrique ; car on sait combien les eaux sulfhydriquées sont promptement décomposées dans les conditions précitées. Enghien en offre un exemple remarquable.

II. — M. Filhol, dont le nom fait autorité dans la science, s'est livré à un grand nombre d'expérimentations sur la valeur relative des Eaux minérales des Pyrénées, et voici les résultats qu'il a obtenus en agissant sur les quatre principales sources de Cauterets :

	Quantité d'iode absorbé par litre en milligrammes.	Sulfurat. par litre en milligrammes.
Source César..............	80	24
— la Raillière........	60	18
— les OEufs..........	60	18
— les Espagnols......	79	23, 8

50 jours après l'embouteillage l'eau a donné les proportions suivantes :

César............	79	23, 8
la Raillière........	60	18
les OEufs..........	57	17, 7
les Espagnols.......	77	23, 4

. Cs chiffres démontrent clairement les pertes insignifiantes des Eaux de César, des OEufs et des Espagnols ; mais de plus une conservation parfaite de l'eau de la Raillière. Quant au principe sulfureux, le sulfuromètre n'a pu constater qu'un degré et demi pour la source César après un an d'embouteillage.

Les expériences entreprises à peu près en même temps par M. Le Fort à Pas, et par M. Filhol à Toulouse, ont donné pour l'eau *transportée* de :

milligr.

la Raillière............. 16, 50
César................ 22

d'où est facile de voir que la Raillière n'a perdu qu'un milligramme

[1] Anales de la Société d'hydrologie médicale de Paris, t. IX, p. 312 et suivant,

et demi sur 18, et César deux milligrammes sur 24 de principe sulfureux, après embouteillage et transport.

Si nous comparons ces résultats avec ceux qu'a obtenus M. Lambron en expérimentant les Eaux du Pré à Luchon, et celles de la grotte supérieure, nous mettrons en évidence les avantages qui distinguent Cauterets :

Eau minérale du Pré, n° 1, Bagnères de Luchon :

Sulfuration par litre, au griffon, en milligrammes. 83

perte.

Embonteillage sous l'air........................... 38

    — l'azote............ 14

    — l'acide carbonique.................. 72

Eau de la grotte supérieure :

milligr.

Sulfuration par litre, au griffon..................... 49

perte.

Embouteillage sous l'air............................ 11

    — l'azote........................... 5

    — l'acide carbonique................. 45

Il est manifeste d'après ces chiffres que la déperdition du principe sulfureux à Luchon est dans des proportions bien plus considérables que pour les Eaux de Cauterets.

III. — S'il est un moyen d'épreuve décisif pour vérifier l'action de l'air sur les Eaux minérales, c'est assurément la Pulvérisation, qui a pour effet de multiplier à l'infini le contact de l'air avec l'eau. C'est vers cet ordre d'expériences que MM. Poggiale et Réveil,[1] il y a quelques années, ont dirigé leurs recherches. Ces chimistes sont parvenus à démontrer que les Eaux sulfureuses thermales des Pyrénées (sodiques surtout) sont beaucoup moins altérées par la pulvérisation que les sulfureuses calciques (Enghien) ; et que ces dernières se montrent altérables à peu près au même degré qu'une dissolution d'acide sulfhydrique. D'après ces habiles expérimentateurs, 100 parties d'une solution d'acide sulfhydrique a perdu :

Avec l'Eau d'Enghien .... de 62 à 70

    de Bonnes .... 9 à 9

    de Barèges 1,6

    de Cauterets 2

    de Labassère 0

[1] Rapport de M. Poggiale et de M. Réveil sur les Eaux minérales des Pyénées. — Paris, 1863.

Nous voyons encore, d'après ces résultats, combien Cauterets et Baréges se distinguent des deux premières stations. Quant à l'intégrité de
Labassère, il ne faut pas s'en étonner, sa basse température, de 12° c.,
en est probablement l'unique cause.

D'autres essais faits plus récemment encore à Luchon et à Cauterets
sur les Eaux minérales pulvérisées, et à la température où on les prend
dans les établissements thermaux, ont donné à M. Filhol et à M. Magne
les résultats suivants :

100 parties d'Eau de Cauterets ont perdu............ 6,70
      de Bagnères de Luchon............ 31,70

Comme on le voit, les différences que j'avais signalées entre les Eaux
de Luchon et celles des autres stations thermales sont démontrées par
ces essais, et l'Eau de Luchon se montre presque aussi altérable que
l'Eau d'Enghien.[1]

Enfin, pour terminer la série des preuves qui placent les sources de
Cauterets, au premier rang par la fixité ou la stabilité de leur principe
minéralisateur, nous allons reproduire le résumé du rapport de la Com-
mission de la Société d'hydrologie médicale de Paris. Il résulte de ce
précieux document, que les Eaux minérales de Cauterets, Enghien et
Bonnes, pulvérisées dans l'iodure d'amidon, ont donné à l'hydrofère les
proportions suivantes :

	Avant pulv.	Après pulv.	perte p. 1 litre.	perte p. %.
César......	0,0680	0,06188	0,00612	5,766
la Raillière...	0,0440	0,0429	0,00100	2,5
Enghien.....	0,180	0,612	0,1188	66,
Bonnes......	0,079	0,0523	0,26624	33,701

D'après ces résultats on voit en effet :

Qu'Enghien perd............ 66   p. % ou $\dfrac{2}{3}$ du principe sulfur.

Que Bonnes perd............ 33   id. $\dfrac{1}{3}$ approximativement.

Que Luchon (Filhol et Magnes). 31,70   id. $\dfrac{1}{3}$ id.

Que Cauterets (S. César)....... 5,766   id. $\dfrac{1}{17}$ id.

  id.   (S. la Raillière).. 2,5   id. $\dfrac{1}{50}$ id.

---

[1] Recherches sur les analogies et sur les différences qui existent entre les Eaux
sulfureuses des principales Stations thermales des Pyrénées, par M. Filhol; communication à la Société médicale de Toulouse. — 1864.

Nous faisons remarquer en passant, que la Raillière, d'une température inférieure à César, présente aussi une moindre déperdition de son principe sulfureux, car, en général, les Eaux minérales d'une thermalité supérieure, perdent beaucoup plus que celles, qui se rapprochent de la température ambiante.

De toutes les considérations qui précédent, et des nombreux documents émanés d'hommes aussi considérables que ceux dont nous avons invoqué les noms, nous sommes autorisé à conclure que : les Eaux thermales sulfureuses de Cauterets et de Barèges sont le type des sources sulfureuses le moins altérables à l'air par leur constitution toute spéciale, due :

1° A une sulfuration moyenne ;

2° A la présence d'une grande alcalinité relative, constituée principalement par le silicate de soude ;

3° A l'absence des gaz acide sulfhydrique, carbonique et des bi-carbonates ;

4° Enfin à une température moyenne se rapprochant de celle de l'air ambiant.

S'ensuit-il que ces Eaux minérales, transportées en bouteilles à de grandes distances, présentent les mêmes garanties d'efficacité qu'à la station même? Non assurément. Car, indépendamment de la faible déperdition du principe minéralisateur ou des légères décompositions qu'elles peuvent éprouver dans leur transport, on ne peut disconvenir que le traitement, suivi aux sources mêmes, donnera en général des résultats beaucoup plus avantageux. Les conditions hygiéniques et climatériques doivent, sans nul doute, aider puissamment leur action sur l'économie. Mais il est également incontestable, que la fixité du principe dominant, supérieure à celle des autres sources, vient offrir à la Thérapeutique extra-balnéaire des ressources inappréciables, quand les malades, pour un motif quelconque, ne peuvent se rendre à notre station, indiquée par la nature de leurs affections.

DEUXIÈME PARTIE.

EMBOUTEILLAGE.

Nous venons de voir dans la première partie de ce travail que les Eaux minérales étaient surtout altérées par l'air atmosphérique ; nous allons indiquer maintenant les divers moyens de les préserver de son contact, et exposer le mode d'embouteillage opéré à Cauterets par les soins de la Compagnie fermière.

M. Broca, pharmacien à Cauterets, a imaginé un mode très ingénieux, que nous avons vu pratiquer plusieurs fois avec attention, et qui donne les meilleures garanties pour la conservation des principes minéralisateurs.

L'appareil à cet effet se compose :

1° D'un tube de puisement ;

2° D'une machine à boucher.

1° Tube de puisement. Ce tube est en caoutchouc, d'une longueur de 1 mètre 20 centimètres environ. Par son extrémité inférieure, il s'adapte à un tube en étain de 6 à 8 millimètres de diamètre et de 30 centimètres de long. Dans le premier quart de sa longueur, ce tube offre un disque de cuivre en guise de capsule, ayant au-dessous une rondelle de caoutchouc. L'un et l'autre sont percés d'un petit trou, très près du tube, pour le passage de l'air refoulé de la bouteille. On plonge l'extrémité du tube dans la bouteille vide de manière à établir une adhésion parfaite entre le disque et le goulot, et que l'extrémité du tube approche le fond de 1 à 2 centimètres. L'extrémité supérieure du tube en caoutchouc se relie ensuite avec le robinet du griffon, d'un calibre semblable. Si on vient à ouvrir le robinet, préalablement fermé pour la pose du tube, on doit laisser couler inutilement pendant un instant l'eau du robinet, afin de chasser tout l'air du tube de puisement ; cela fait, on adapte le tube à la bouteille comme il vient d'être dit ; l'eau, s'écoulant toujours, arrive d'abord au fond, puis s'élève rapidement et expulse l'air par le trou du disque ; et sitôt que le liquide déborde le goulot, on retire la bouteille pour la boucher de suite. C'est là le premier temps de l'embouteillage.

2° Le second temps consiste dans le bouchage ou la pose rapide et méthodique du bouchon. (Nous devons observer que quelques instants auparavant on a eu soin de faire tremper les bouchons dans un réservoir d'eau minérale.) La machine à boucher consiste dans un cadre en fer ou en fonte, à montants verticaux et parallèles. Deux tiges transversales mobiles se règlent pour la hauteur et se fixent à volonté sur les deux montants; l'inférieure est armée d'un tube vertical destiné à recevoir le bouchon, tandis que celui-ci est pressé supérieurement par une tige mue au moyen d'un levier. Le mouvement de la tige a sa limite à 5 millimètres environ du goulot, de sorte que le goulot reçoit le bouchon presque en entier. Supposons l'appareil ainsi armé du bouchon : la bouteille, pleine d'eau minérale, directement sous le tube, à cinq millimètres de distance; à ce moment l'employé agit sur le levier qui communique à la tige et au bouchon le mouvement de descente jusqu'à la fin de sa course déterminée d'avance; l'air, s'il en reste dans le goulot, emprisonné d'abord par le bouchon, s'échappe en sifflant entre lui et le verre, et entraîne même une petite quantité de liquide, ce qui indique son contact immédiat avec lui. Tel est le second temps, qui, avec le premier de l'opération, n'exige ordinairement en moyenne que vingt-cinq à trente secondes.

Afin de ne pas surcharger le mode descriptif de l'opération, nous avons réservé certains détails et précautions indispensables que nous allons signaler sommairement :

Les bouteilles doivent être fortes et de verre vert ou foncé, bien lavées préalablement à l'eau naturelle d'abord, puis à l'eau minérale. Le premier rinçage doit être même assez prolongé; cela fait, on met les bouteilles à égoutter pendant vingt-quatre heures au moins avant le remplissage et dans un lieu sec.

Pour la *contenance*, il est préférable pour nos eaux sulfurées sodiques qu'elles contiennent de 300 à 500 centimètres cubes, soit un quart au demi-litre. Par ce moyen, on évite mieux la décomposition de l'eau pendant que les bouteilles sont en vidange.

L'état du ciel doit être pris en considération. Le temps clair ainsi que les rayons solaires, quoique sans action appréciable sur nos Eaux, doivent être évités par prudence; le temps brumeux ou couvert est le plus favorable.

La température ordinaire convient mieux qu'une température élevée. Pendant les journées chaudes de l'été, on procèdera à l'embouteillage dans la matinée plutôt que dans l'après-midi.

On se sert de bouchons de liège de préférence à toute autre matière; le liège doit être de bonne qualité, c'est-à-dire, d'une texture serrée, compacte, mais élastique par la chaleur et l'humidité; le moins perçillé possible, de couleur naturelle, sans odeur étrangère à celle du bois. Ils doivent être proportionnés au diamètre du goulot de la bouteille, et y pénétrer difficilement ; quant à la longueur elle doit avoir au moins de quatre à cinq centimètres ; et la forme cylindrique doit être préférée à toute autre.

Le remplissage et le bouchage doivent être rapidement opérés, afin que l'eau de la bouteille reste le moins longtemps possible exposée à l'air.

L'enfoncement du bouchon par le mouvement du levier exige selon nous plus d'une secousse. Nous nous sommes convaincu par nous-même qu'en enfonçant le bouchon par deux ou trois coups de levier, on prévenait mieux la casse, et on expulsait plus sûrement tout l'air renfermé entre le liquide et le bouchon, car il ne doit pas rester la moindre bulle au-dessous.

Telles sont les principales précautions qui sont prises à Cauterets pour assurer la conservation des principes minéralisateurs qui distinguent ses Eaux minérales.

Nous signalerons, pour terminer cet article, les outres en caoutchouc purifié, proposées par MM. Debosque et J. François, dont le succès paraît avoir été complet, non-seulement au point de vue de l'intégrité native des variétés d'Eaux minérales, mais aussi sous le rapport du prix de revient. Si l'expérience confirme positivement ce résultat, nous sommes à la veille d'une extension commerciale incalculable, et d'une thérapeutique hydro-minérale inconnue jusqu'ici.

TROISIÈME PARTIE.

CÉSAR.

Bien que les effets thérapeutiques des Eaux minérales ne répondent pas toujours aux propriétés chimiques de chaque source, on peut dire cependant, d'une manière générale, que chacune d'elles a une action élective sur certains organes et contre des états pathologiques bien déterminés à peu près analogues. Il est pour nous incontestable, que cette spécialisation devient de plus en plus évidente, certaine, que l'application des eaux est faite dans les mêmes conditions pathologiques et physiologiques. Aussi, dans leur administration, le praticien doit prendre en sérieuse considération, non-seulement tout ce qui est relatif à l'état morbide, mais encore tout ce qui se rapporte au tempérament, à la constitution et aux habitudes du sujet.

Nous renvoyons à notre Traité sur les Eaux minérales de Cauterets les développements qui ont trait à l'individualité et à la spécialisation plus détaillée de leur emploi.

La source de César passe pour être le plus anciennement connue, et ses vertus curatives dans les annales de Cauterets se rapportent principalement aux affections chroniques des voies respiratoires et aux dermatoses. Elles sont aussi très efficaces contre les catarrhes bronchiques anciens, la bronchite chronique, l'asthme humide, l'emphysème et la congestion pulmonaires. Elles ont surtout une action spécifique remarquable, très précise, contre la grande susceptibilité des muqueuses des voies aériennes. L'usage combiné des Eaux de César et de la Raillière affranchit généralement les individus qui s'y soumettent de ces gênantes indispositions pendant l'hiver suivant. C'est une vérité parfaitement et légitimement accréditée dans le public. Ainsi, les personnes sujettes au coryza, à l'amygdalite, à l'angine pharyngée simple ou granulée, à la laryngite et à la diphtérite chroniques, surtout quand ces affections se lient à une diathèse herpétique, arthritique ou syphilitique, trouvent dans l'usage de l'eau de César un grand soulagement, le plus ordinairement une guérison radicale. Avons-nous besoin de faire remarquer que ces affections, d'abord bénignes en apparence, finissent par porter plus tard une atteinte sérieuse à la santé ; que l'angine la plus simple, par sa tendance à la récidive, détermine des lésions profondes, et dont l'extension aux organes pulmonaires peut produire dans la trame de ceux-ci des désordres d'autant plus graves que l'indifférence et la négligence se seront plus longtemps prolongées ? Que l'on juge alors des conséquences redoutables, surtout si le tempérament et la constitution ne sont pas sans reproche ! Les personnes sujettes à parler fréquemment en public, telles que les prédicateurs, les avocats et tant d'autres à profession analogue, ont grand intérêt à ménager l'organe de la parole, et à rechercher promptement les soins que réclame une trop grande aptitude aux inflammations ou à une simple altération de la voix.

En outre, nous avons dit plus haut que les Eaux de César étaient utilement employées contre les affections dartreuses ou herpétiques ; nous les recommandons, en effet, dans les formes humides, mais non sèches ; nous croyons que, pour ces dernières, les Eaux de Mauhourat sont plus efficaces par l'action dérivatique qu'elles impriment aux liquides organiques. Nous avons vu des cas d'eczéma généralisé s'effacer d'une manière progressive avec les Eaux de César en boisson et en douches, aidées des bains de Pauze-Vieux et de Mauhourat en boisson. Nous signalons aussi leurs avantages contre l'herpès de la face, des paupières, la mentagre, les affections des yeux et des oreilles se rattachant surtout au vice scrofuleux ou syphilitique.

Il est encore une autre catégorie de maladies contre lesquelles les Eaux de César possèdent une grande efficacité. L'histoire rapporte qu'à une époque très ancienne, on avait dressé tout près de la source des barraques pour y soigner des malades, et qu'au temps de la première révolution on y traitait des blessures de guerre. On obtient en effet aujourd'hui d'excellents résultats dans les cas des plaies anciennes, des ulcères, de la carie, des trajets fistuleux, du rhumatisme et de l'arthrite chroniques ; des engorgements articulaires, des hydarthroses, des entorses, des fractures anciennes, etc. ; mais nous verrons combien cette action médicatrice est bien plus manifeste au sujet des trois dernières affections surtout, quand nous parlerons de l'Eau des Œufs.

Nous devons observer, enfin, que l'indication de l'Eau de César est d'autant plus précise, qu'elle se rapportera à un tempérament robuste et sanguin, à une diathèse arthritique ou herpétique.

C'est peut-être la source la plus propre à provoquer les manifestations diathésiques, par la stimulation propre à son principe sulfureux, en même temps que, par son alcalinité, elle détermine l'élimination des principes morbides qui troublent le fonctionnement de nos organes.

On emploie l'Eau de César en boissons, en bains, en gargarismes, en douches, en inhalations, en pulvérisations, et même en humage. On commence à boire par quarts de verre chaque jour, puis par moitié au bout de quatre ou cinq jours ; enfin on peut prendre jusqu'à un et deux verres vers la fin du traitement, suivant les cas. C'est toujours à jeun que l'on doit boire l'eau minérale. L'eau transportée peut être également utilisée à domicile pour des pulvérisations et des inhalations, au moyen des appareils de MM. Sales-Girons, Robert et Colin, Lüer, etc., ainsi qu'à des applications locales à l'aide de compresses imbibées sur des engorgements arthritiques et des affections herpétiques.

LA RAILLIÈRE.

Nous venons de dire que l'Eau de César exigeait, pour jouir de toute son efficacité, un tempérament sanguin, ou une diathèse arthritique rhumatismale ; celle de la Raillière, au contraire, témoigne principalement de sa vertu curative quand les affections à combattre sont sous la dépendance d'un appauvrissement du sang, de l'anémie, de la chlorose, du lymphatisme ou de la scrofule.

Rivale des Eaux Bonnes, la Raillière a une supériorité incontestable sur elles. Elle agit avec moins d'activité, moins d'intensité, mais d'une manière plus générale et plus uniforme sur tout l'organisme dont elle remonte l'énergie.

Sa sulfuration, quoique inférieure à celle de César (Raillière 0.018, César, 0,024), s'y trouve bien moins neutralisée par les silicates de soude, de magnésie et de chaux (Raillière 0,0382, César 0,1114) ; ce qui laisse probablement une plus grande facilité au principe sulfureux pour développer son action. Ainsi se trouverait justifiée l'intensité relative des bains de la Raillière, réserve faite encore en sa faveur des proportions considérables de sulfate de soude et de chlorure de sodium, qui sont en quantité très faible dans les Eaux de César.

D'après la constitution chimique de cette source, on peut, jusqu'à un certain point, se rendre compte de l'excitation, du remontement que cette eau est susceptible d'imprimer à tout l'organisme. C'est cette dissémination d'action qui constitue précisément les avantages de la Raillière sur les Eaux-Bonnes, dont on connaît les effets énergiques de localisation pulmonaire. C'est ce qui explique par contre les bons résultats de la Raillière contre la congestion des poumons, qu'elle n'attaque qu'avec l'ensemble de l'économie entière ; et la rareté des hémoptysies par son usage quand la phthysie est à son début, et que le traitement est sagement conduit.

L'action excitante, substitutive et tonique en même temps des Eaux de la Raillière la recommandent dans les écoulements chroniques de l'urètre, dans la leucorrhée ou flueurs blanches, dans les hémorrhagies

passives de la matrice, dans l'aménorrhée par atonie, et les pertes sémi-
nales involontaires.

Si l'Eau de César est indiquée contre l'asthme humide, nous pouvons
dire que la forme sèche se trouve mieux de l'Eau de la Raillière. La
dyspnée, les névropathies pulmonaires erratiques ou fixes avec éréthisme
nerveux retirent un grand soulagement de l'usage de cette dernière.

On boit de l'eau de la Raillière depuis un demi-quart de verre jusques à
deux verres par jour, et même davantage. On s'en sert en injections et
en gargarismes. Le mode d'emploi est ordinairement réglé par le médecin.

MAUHOURAT.

La composition chimique de l'Eau de Mauhourat, particulièrement alcaline, nous met sur la voie des affections qu'elle peut combattre avec succès.

De toutes les sources de Cauterets, nous osons l'affirmer, l'Eau de
la source Mauhourat est celle dont l'action thérapeutique nous parait le
plus précise et les effets le mieux déterminés. L'appareil urinaire est son
siége de prédilection, mais en agissant localement sur les organes, elle
imprime à l'économie toute entière une stimulation qui favorise l'absorp-
tion et l'élimination rapide des principes anormaux. On comprend dès
lors sa puissante influence dans les maladies occasionnées par un trouble
de secrétion, des liquides en général, et des virus même répandus dans
les mailles des tissus vivants.

L'Eau de Mauhourat a par cela même une action fluidifiante, dissol-
vante, des solides et des liquides organiques. Bien que nous soyons de
ceux qui ne veulent pas subordonner absolument les effets physiologiques à des déterminations chimiques des Eaux minérales, nous sommes
néanmoins, dans l'espèce, contraint d'en accepter les rapports confirma-
tifs de l'expérience. Cette Eau opère, en effet, une dérivation générale
par les émonctoires naturels, probablement au moyen du silicate de
soude, de magnésie et de chaux qu'elle renferme en grande abondance ;
mais elle exerce en même temps un mouvement de reconstitution à l'aide
du chlorure de sodium qu'elle contient en plus grande proportion que
toutes les autres sources, celle des OEufs exceptée, Ainsi donc, altérante
et déprimante par son activité première sur le tube digestif, elle en re-
hausse consécutivement l'énergie en lui fournissant l'élément nécessaire
à sa tonicité affaiblie. L'Eau de Mauhourat, on le voit clairement, a deux
propriétés bien distinctes, elle peut être considérée comme médicament
altérant et à la fois reconstituant. Voilà en quoi elle diffère des Eaux
purement alcalines, telles que Vichy, Vals, Contrexeville, Condillac, etc.

On l'emploie avec le plus grand succès contre les dispepsies et gastral-gies diverses ; contre l'irritation et l'engorgement chronique de l'estomac, du foie, de la rate et des intestins.

On en retire des résultats merveilleux contre les écoulements chroniques des voies urinaires, le catarrhe de la vessie, la blennorrhée, la spermatorrhée, les engorgements des ovaires, de la matrice et ses ulcérations. Nous avons vérifié nous-même ses heureux effets sur les reins, par la modification de leur fonctionnement anormal. On trouvera dans notre Traité général sur Cauterets des observations remarquablement intéressantes sur la diathèse urique, l'albuminurie, le diabète sucré, etc.

Enfin son action dérivative combinée s'exerce avantageusement contre les sécrétions exagérées et chroniques des voies respiratoires ; contre le coryza, l'angine glanduleuse, l'hypertrophie des amygdales, la bronchite chronique, la broncorrhée et le catarrhe pulmonaire avec congestion passive, mais sans coexistence d'affection diathésique, auquel cas l'Eau de César sera préférée.

On a coutume généralement, après avoir bu l'Eau de la Raillière, de se rendre à la Buvette de Mauhourat et d'y prendre ordinairement une dose pareille, sous prétexte que l'eau de cette dernière source aide à la digestion de la première avalée. Cet usage s'explique jusqu'à un certain point. En effet, l'Eau de Mahourat étant de quatorze degrés au moins plus chaude que celle de la Raillière, il est aisé de comprendre que, grâce à cet excès de chaleur, l'estomac doit redoubler d'énergie ; et que cette suractivité n'est pas seulement le fait d'une calorification supérieure, mais le résultat également du chlorure de sodium, qui vient prévenir la débilité résultant du défaut de son action première.

Notre honorable confrère, M. le docteur Gigol-Suard, a eu l'idée, depuis quelques années, de faire boire de l'eau de Mauhourat au repas, mélangée avec le vin ; nous avons expérimenté nous-même ce mode d'emploi, et nous pouvons certifier que nous en avons retiré des avantages marqués. Mais nous croyons devoir en appeler à [un plus grand nombre d'observations pour en déduire sa véritable valeur.

Il serait en outre intéressant également d'expérimenter les Eaux de Mauhourat en bains et douches ; nous croyons que la Compagnie fermière est entrée déjà dans les vues favorables à ce genre d'application ; et que, sous peu, Cauterets pourra se prévaloir de ressources nouvelles ajoutées à la longue et remarquable série qu'elle possède déjà.

Décembre 1872.

Agen, Imprimerie de Prosper Noubel.

186